Georg Razesberger

Postoperative Wundinfektionen

AF135947

Georg Razesberger

Postoperative Wundinfektionen

Unterschiede in der Infektionsrate zwischen steriler und unsteriler Wundversorgung

Reihe Humanwissenschaften

Impressum / Imprint

Bibliografische Information der Deutschen Nationalbibliothek: Die Deutsche Nationalbibliothek verzeichnet diese Publikation in der Deutschen Nationalbibliografie; detaillierte bibliografische Daten sind im Internet über http://dnb.d-nb.de abrufbar.

Alle in diesem Buch genannten Marken und Produktnamen unterliegen warenzeichen-, marken- oder patentrechtlichem Schutz bzw. sind Warenzeichen oder eingetragene Warenzeichen der jeweiligen Inhaber. Die Wiedergabe von Marken, Produktnamen, Gebrauchsnamen, Handelsnamen, Warenbezeichnungen u.s.w. in diesem Werk berechtigt auch ohne besondere Kennzeichnung nicht zu der Annahme, dass solche Namen im Sinne der Warenzeichen- und Markenschutzgesetzgebung als frei zu betrachten wären und daher von jedermann benutzt werden dürften.

Bibliographic information published by the Deutsche Nationalbibliothek: The Deutsche Nationalbibliothek lists this publication in the Deutsche Nationalbibliografie; detailed bibliographic data are available in the Internet at http://dnb.d-nb.de.

Any brand names and product names mentioned in this book are subject to trademark, brand or patent protection and are trademarks or registered trademarks of their respective holders. The use of brand names, product names, common names, trade names, product descriptions etc. even without a particular marking in this works is in no way to be construed to mean that such names may be regarded as unrestricted in respect of trademark and brand protection legislation and could thus be used by anyone.

Coverbild / Cover image: www.ingimage.com

Verlag / Publisher:
AV Akademikerverlag
ist ein Imprint der / is a trademark of
OmniScriptum GmbH & Co. KG
Heinrich-Böcking-Str. 6-8, 66121 Saarbrücken, Deutschland / Germany
Email: info@akademikerverlag.de

Herstellung: siehe letzte Seite /
Printed at: see last page
ISBN: 978-3-639-44310-3

Dankesworte

Besonderer Dank gilt Frau Dr. Daniela Deufert für die exzellente Begleitung und Unterstützung bei der Erstellung der Bachelorarbeit.

Ein großes Dankeschön meiner Lebenspartnerin Silvia, meinen Eltern, meiner Schwester Elisabeth und ihrem Mann David, meinem Bruder Florian und Karolina Reiter, die mir stets mit Rat und Tat zur Seite gestanden sind.

Die Arbeit ist meiner Tochter Valentina gewidmet.

Abstract

Hintergrund:

Wundinfektionen nach Operationen führen zu einer erhöhten Morbidität und Letalität und verursachen hohe Therapiekosten. Wundauflagen und die für den Verbandswechsel aufgewendete Zeit verursachen hohe Material- und Personalkosten.

Ziel der Untersuchung:

Die vorliegende systematische Literaturübersicht geht der Frage des Einflusses von steriler und unsteriler Wundversorgung nach Operationen auf die Wundinfektionsrate nach.

Methodik:

Die Literaturrecherche wurde von August 2011 bis Jänner 2012 in pflegerelevanten Datenbanken durchgeführt. In die Ergebnisse miteinbezogen wurden nur englisch-, deutsch- und französischsprachige Studien. Sieben Studien sind dabei als relevant für die Beantwortung der Forschungsfrage bewertet worden.

Ergebnisse:

Es konnte kein signifikanter Unterschied in der Infektionsrate bei primär heilenden Wunden ohne Wundauflage, im Vergleich zu Wunden mit Wundauflage festgestellt werden.

Schlussfolgerungen:

Wundinfektionen können bei primär heilenden Wunden durch die Verwendung von Wundauflagen nicht verhindert werden. Der Verzicht von Wundauflagen nach komplettem Wundverschluss führt zur Reduktion von Material- und Personalkosten.

Schlüsselworte: Operationswunde, Wundauflage, Chirurgie, Infektion

Abstract

Background:

Post-operative infections of the wound cause increased morbidity and case fatality rate and lead to high therapeutic costs. Wound dressings and the time spent changing the dressings mean high material and staff costs.

Objective of the thesis:

This systematic overview of the relevant scientific literature looks into the question of the effects of post-operative sterile and unsterile wound dressings on the wound infection rate.

Method:

The literature research was carried out in topical nursing databases between August 2011 and January 2012. The results cover only studies published in English, German and French. Seven studies proved relevant to answer the research question.

Results:

No significant difference in the infection rate could be found between primary wound closure without wound dressing compared to wounds with wound dressing.

Conclusion:

Wound infections in the case of primary wound closure cannot be prevented by the wound dressing. Going without wound dressing after the complete closure of the wound leads to a reduction of material and staff costs.

Keywords: surgical wound, wound dressing, surgery, infection

Inhaltsverzeichnis

1	**Einleitung**	**7**
2	**Methode**	**16**
2.1	Forschungsfrage	16
2.2	Literaturrecherche	16
3	**Studienselektion**	**18**
4	**Ergebnisse**	**20**
4.1	Darstellung der Ergebnisse	20
4.2	Zusammenfassung der Ergebnisse	29
5	**Diskussion**	**33**
6	**Literaturverzeichnis**	**43**

1 Einleitung

In Deutschland werden jährlich ca. 6.4 Mio. operative Eingriffe durchgeführt. Postoperative Wundinfektionen sind mit 16% die dritthäufigste nosokomiale Infektionsart nach Pneumonien und Harnwegsinfekten. Sie führen zu einer gesteigerten Morbidität und Letalität und erhöhen die Therapie- und sozialen Folgekosten (Engelke, Oldhafer, 2010).

Das Ergebnis einer Surveillance von 315.767 Operationen aus 154 Krankenhäusern in Deutschland von 1997 bis 2005 besagt, dass sich bei 1.9% der operierten Patienten die Wunden infizieren. Bei abdominal chirurgischen Eingriffen liegt die Infektionsrate bei 3%, in der Gefäßchirurgie bei 2.5%, in der Gynäkologie und Geburtshilfe bei 1.6% und in der Orthopädie bei 1.1% (Nationales Referenzzentrum für Surveillance von nosokomialen Infektionen, 2006).

Die Operationswunde als Sonderform der Schnittwunde, zählt zu den mechanischen Wunden. Durch die glatten Wundränder und das Fehlen von größerer Weichteiltraumatisierung durch Quetschung hat sie die geringste Infektionsgefahr und die beste Heilungstendenz (Paetz, Benzinger-König, 1994, S. 1-6).

Der größte Teil der Operationswunden wird am Ende der Intervention mit Klammern oder Nähten verschlossen und mit einer sterilen Wundauflage abgedeckt. Diese soll die Wunde vor Verunreinigung und mechanischer Reizung schützen, Krankheitserreger abhalten, Wundsekret aufsaugen und die Blutstillung unterstützen. Bei primär verschlossenen, nicht sezernierenden Operationswunden sollte nach spätestens 48 Stunden die Wunde verschlossen sein.

Die sterile Wundauflage kann entfernt werden und die Wunde kann, wenn keine mechanische Belastung besteht, ohne Verband unsteril belassen werden. Die Entscheidung, welche Wundauflage zum Einsatz kommt, obliegt dem Arzt (Kommission für Krankenhaushygiene und Infektionsprävention, 2007).

Bakterielle Infektionen durch Staphylokokken (S. aureus, koagulasenegative S.) treten neben Enterokokken, Escherichia Coli und Enterobacter am häufigsten auf. Diese kommen in Abhängigkeit vom Operationsgebiet in unterschiedlicher Häufigkeit vor. In seltenen Fällen können auch Pilze (Candida) eine Infektion verursachen. Postoperative Wundinfektionen können in beeinflussbare und nicht beeinflussbare unterteilt werden. Auf patientenspezifische Faktoren (Komorbiditäten, Verhaltensmuster) kann dabei schwerer Einfluss genommen werden, als auf Maßnahmen wie Hygiene, bauliche Veränderungen, medikamentöse Interventionen oder materielle Ausstattung (Engelke, Oldhafer, 2010).

Infektionserreger können exogen und endogen in das Wundgebiet gelangen. Eine exogene Quelle bedeutet, dass der Erreger bei der Aufnahme des Patienten noch nicht vorhanden war und während des Aufenthalts im Krankenhaus aufgenommen wurde. Dies erfolgt durch Personal oder kontaminierte Patientenumgebung. Bei einer endogenen Wundinfektion war der Erreger schon vor dem Eingriff im Körper des Patienten, auf der Haut oder in einer Körperhöhle. Die exogen bedingten Wundinfektionen liegen bei 10% und sollten vermeidbar sein (Gastmeier et al., 2006).

Eine chirurgische Wundinfektion wird laut „Guideline for the Prevention of Surgical Site Infection (1999)" wie folgt (siehe Tab. 1) definiert:

Tab. 1: Definition chirurgischer Wundinfektionen (Guideline for the Prevention of Surgical Site Infection, 1999)

A. Auftreten einer Infektion innerhalb von 30 Tagen nach der Operation (bis 1 Jahr bei Implantaten)	
B. Vorhandensein von mindestens einem der 3 folgenden Kriterien:	
– Oberflächliche Wundinfektion (Kutis und Subkutis)	1. Eitrige Sekretion aus der oberflächlichen Inzision 2. Erregerisolierung aus aseptisch entnommenem Material 3. Mindestens eines der folgenden Symptome: – Schmerz – Druckempfindlichkeit – lokalisierte Schwellung – Rötung oder Überwärmung und Eröffnung der Wunde durch den Operateur (außer bei negativer Kultur)
– Tiefe Wundinfektion (Kutis, Subkutis, Faszie, Muskel)	1. Eitrige Sekretion aus der tiefen Inzision 2. Spontane Dehiszenz der tiefen Inzision oder Eröffnung durch den Operateur, wenn der Patient mindestens eines der folgenden Symptome hat: – Fieber (>38°C) – lokalisierter Schmerz oder Druckempfindlichkeit außer bei negativer Kultur 3. Abszess oder andere Anzeichen für eine Infektion, festgestellt bei direkter Untersuchung während einer Reoperation oder bei histopathologischer oder radiologischer Untersuchung
– Organbefall (Körperhöhlen)	1. Eitrige Sekretion aus einer tiefen Drainage 2. Erregerisolierung aus aseptisch gewonnenem Material von Flüssigkeit oder Gewebe im eigentlich Operationsgebiet (Organ, Körperhöhle) 3. Abszess oder andere Anzeichen für eine Organ-Körperhöhleninfektion, festgestellt bei direkter Untersuchung, während einer Reoperation oder bei histopathologischer oder radiologischer Untersuchung
4. Diagnose einer Infektion durch den Operateur oder behandelnden Arzt	

Das Auftreten von postoperativen Wundinfektionen wird durch Risikofaktoren beeinflusst. Diese können in patienteneigene, nur bedingt beeinflussbare und infektionspräventive Maßnahmen im Rahmen der Organisation der perioperativen Betreuung unterteilt werden (Kommission für Krankenhaushygiene und Infektionsprävention, 2007).

Folgende patienteneigene Faktoren können laut Kommission für Krankenhaushygiene und Infektionsprävention (2007) für die Entstehung einer postoperativen Wundinfektion verantwortlich sein:

- Diabetes mellitus:

  Bei insulinabhängigen Diabetikern entsteht durch eine perioperative Hyperglykämie (›200 mg/dl) eine beeinträchtigte Immunabwehr. Somit erhöht sich das Infektionsrisiko. Vor Operationen wird eine Kontrolle und Einstellung des Blutzuckerspiegels empfohlen.

- Adipositas:

  Patienten mit einer subcutan abdominellen Fettschicht von über drei Zentimeter haben ein erhöhtes Infektionsrisiko. Es sollte vor elektiven Eingriffen eine Gewichtsreduktion angestrebt werden.

- Mangelernährung:

  Ein signifikanter Gewichtsverlust in den letzten sechs Monaten vor einer Operation führt bei verschiedenen Krankheitsbildern zu einer erhöhten postoperativen Morbidität und Letalität. Die Gabe von spezieller, eiweißreicher und hochkalorischer Kost soll zu einer Reduktion der Infektionsrate führen.

10

- Rauchen:

  Patienten die mindestens 30 Tage vor und zehn Tage nach einer Operation den Tabakkonsum reduzieren konnten, hatten deutlich weniger Wundinfektionen als Vergleichspatienten.

- Anämie:

  Eine perioperative Anämie stellt ein großes Risiko für eine Wundinfektion dar. Diese sollte daher vor der Operation durch die Gabe von Blutkonserven ausgeglichen werden.

- Immunsuppression:

  Patienten die immunsupprimierende Medikamente nehmen müssen (Glukokortikoide, Nukleosidanaloga, CD52-Antikörper u.a.) oder eine Erkrankung mit eingeschränkter Immunabwehr haben (HIV-Infektion, malignes Lymphom) leiden öfter unter Haut und Weichteilinfektionen. Zudem ist bei immunsupprimierten Patienten mit einem breiteren Erregerspektrum zu rechnen. Zur Prophylaxe sollte die immunsupprimierende Medikation vor dem Eingriff reduziert werden und mit einer speziellen antimikrobiellen Therapie begonnen werden.

- Postoperative Ernährung:

  Nach Möglichkeit sollte postoperativ keine Unterbrechung der Nahrungszufuhr stattfinden. Je früher mit der Ernährung begonnen werden kann, umso geringer ist das Risiko einer Wundinfektion. Auch für Patienten ohne Zeichen einer Mangelernährung besteht die Indikation für eine zusätzliche künstliche Ernährung, wenn mehr als 7 Tage keine orale Nahrung aufgenommen werden kann, oder wenn die Patienten über 14 Tage nur 60-80% des Ernährungsbedarfs erhalten.

In der Folge werden einige perioperativen Faktoren beschrieben, die von der Kommission für Krankenhaushygiene und Infektionsprävention (2007) zur Infektionsprophylaxe vorgeschlagen werden.

- Präoperative stationäre Verweildauer:
  Ein erhöhtes Risiko für eine postoperative Wundinfektion besteht bei verlängerter präoperativer Wartezeit. Stress und Kolonisation durch resistente Erreger sind die Ursachen dafür. Die präoperative Verweildauer im Krankenhaus ist so kurz wie möglich zu halten.

- Infektion/Kolonisation des Patienten:
  Wird vor einem Eingriff eine Infektion im Operationsgebiet oder außerhalb festgestellt, sollte diese behandelt werden. Risikopatienten sollten einem MRSA Screening unterzogen werden und bei Kolonisation eine entsprechende antibakterielle Therapie erhalten.

- Haarentfernung:
  Durch eine präoperative Rasur entstehen Mikroläsionen an der Haut. Je länger der Abstand zwischen Rasur und Hautschnitt (am Vortag oder Vorabend des Eingriffs), umso größer ist das postoperative Infektionsrisiko. Es wird empfohlen, die Haare nur bei operationstechnischer Notwendigkeit zu kürzen oder mittels Enthaarungscremes (können Hautirritationen und allergische Reaktionen auslösen) zu entfernen. Werden die Haare rasiert, sollte dies unmittelbar vor der Operation erfolgen.

- Perioperative Antibiotikaprophylaxe:

Bei der Indikationsstellung zur Durchführung einer perioperativen Antibiotikaprophylaxe wird auf die Empfehlungen der Paul Ehrlich-Gesellschaft verwiesen. Ein Antibiotikum sollte im Zeitraum von zwei Stunden bis 30 Minuten vor dem Hautschnitt verabreicht werden, um einen wirksamen Blut- und Gewebespiegel zu erreichen. Dauert der Eingriff über drei bis vier Stunden, sollte in Abhängigkeit der Halbwertszeit des verwendeten Antibiotikums eine neuerliche Applikation erfolgen. In Anbetracht einer Selektion, einer Resistenzentwicklung und möglichen Nebenwirkungen, ist die Antibiotikagabe auf die Dauer der Operation zu beschränken.

Nach Meinung von Protz (2009, S. 10) kann zwischen der traditionellen und der modernen Wundversorgung unterschieden werden. Die traditionelle, trockene Wundversorgung soll Wundexsudat aufnehmen, Schutz gegen äußere Einflüsse bieten und als Polster dienen.

Da die Wundauflage das Exsudat aufnimmt, kommt es zu einer Austrocknung des gesamten Wundgebietes. Aufgrund der Bildung von Schorf können Epithelzellen und Makrophagen nicht im gesamten Wundgebiet tätig sein. Die Kompresse bietet keinen ausreichenden Schutz vor Kälte und eindringenden Infektionserregern. Die Wundheilung wird beeinträchtigt. Zudem ist der Verbandswechsel für den Patienten meist mit Schmerzen verbunden (Protz, 2009, S. 10-12).

In der modernen Wundversorgung werden feuchte Wundauflagen verwendet, die das Austrocknen der Wunde verhindern sollen.

Der ideale Wundverband soll folgenden Kriterien entsprechen (Thurner, 1979, zit. aus Protz, 2009, S. 10):

- Aufrechterhaltung eines feuchten Milieus im Wundbereich
- Entfernung von überschüssigem Exsudat und toxischen Bestandteilen
- Gewährleistung des Gasaustausches
- Thermische Isolierung der Wunde
- Schutz vor Sekundärinfektion durch Undurchlässigkeit für Mikroorganismen von außen
- Ermöglichung eines atraumatischen Verbandswechsels
- Keine Abgabe von Fasern oder anderen Fremdstoffen

Aktive Wundauflagen greifen zudem noch fördernd in den Heilungsprozess ein. Sie beinhalten Substanzen, die die Abheilung fördern oder regen deren Produktion an. Dies können Wachstumsfaktoren, Kollagen, Silber oder Hyaluronsäure sein. Die Wahl der individuell richtigen Wundauflage hängt von verschiedenen Faktoren ab. Wundstadium und -phase, Infektionszeichen, Exsudatmenge, Wundrand sowie Wundumgebung, als auch Kontinenz-Situation des Patienten sollen berücksichtigt werden. Wirtschaftlichkeit, Handhabung und Akzeptanz durch den Patienten sind weitere Aspekte, die die Auswahl der geeigneten Wundauflage beeinflussen werden (Protz, 2009, S. 12).

Im Schnitt verdoppeln sich nach Broex et al. (2009) die Kosten für das Gesundheitswesen für Patienten mit postoperativen Wundinfektionen im Vergleich zu Patienten ohne postoperative Wundinfektionen.

Ergebnisse aus der Schweiz zeigen, dass sich der durchschnittliche Krankenhausaufenthalt bei postoperativen Wundinfektionen um 7.4 Tage verlängert, die Letalität wird auf 2-5% geschätzt (Tietz, Francioli, 1996; Meylan, Tschantz, 2000).

In North Carolina verlängert sich nach Whitehouse et al. (2002) bei orthopädischen Patienten mit einer Wundinfektion die durchschnittliche Verweildauer im Krankenhaus um 14 Tage. Die auftretenden Mehrkosten betragen über 300% zu Vergleichspatienten ohne Infektion. Patienten mit orthopädischen Wundinfektionen haben große körperliche Einschränkungen und eine erhebliche Verminderung ihrer Lebensqualität.

Ziel dieser Literaturübersicht ist es, die Durchführung der postoperativen Wundversorgung darzustellen und die Notwendigkeit einer sterilen Wundauflage bei primär heilenden Wunden zu hinterfragen.

Es wird an dieser Stelle darauf hingewiesen, dass aus Gründen der sprachlichen Vereinfachung alle Aussagen in diesem Dokument als geschlechtsneutral zu verstehen sind.

2 Methode

Im folgenden Abschnitt wird die Forschungsfrage definiert und das Vorgehen bei der Literaturrecherche beschrieben.

2.1 Forschungsfrage

Folgende Forschungsfrage soll im Rahmen dieser Literaturübersicht beantwortet werden:

Gibt es Unterschiede in der Infektionsrate bei Operationswunden zwischen steriler und unsteriler Wundversorgung?

2.2 Literaturrecherche

Die Literaturrecherche wurde in den Datenbaken Academic Search Premier, CareLit, CINAHL und Medline durchgeführt. Eingeschlossen wurden Studien, die in den letzten 15 Jahren publiziert wurden. Dabei wurde nach randomisierten kontrollierten Interventionsstudien, Reviews und Meta-Analysen in englischer, deutscher und französischer Sprache gesucht. Folgende Suchbegriffe (siehe Tab.1) wurden verwendet: „wound dressing", „surgical site infection", „nosocomial wound infection", „Wundauflage", „Wundverband", „nosokomiale Wundinfektion", „postoperative Wundinfektion". Die französischen Studien wurden über die englischen Suchbegriffe gefunden. Zudem wurde eine Literatursuche in scholar.google, in der Zeitschrift PFLEGE (Hans Huber Verlag) und von Hand in der Universitätsbibliothek der Umit und in der Schulbibliothek im AZW durchgeführt.

Tab. 2: Suchprotokoll

Suchinstrument	Sucheingabe	Treffer	Relevante Treffer
(Datenbank)	(Suchbegriffe, Verknüpfungen, Einschränkungen)		(entsprechend den Ein- und Ausschluss- kriterien)
Academic Search Premier	(wound dressing) AND (surgical site infection) OR (nosocomial wound infection)	25	0
CINAHL	(wound dressing) AND (surgical site infection) OR (nosocomial wound infection)	13	1
MEDLINE (EBSCO)	(wound dressing) AND (surgical site infection) OR (nosocomial wound infection)	45	0
MEDLINE (Pubmed)	(wound dressing) AND (surgical site infection) OR (nosocomial wound infection)	192	1
Carelit	Wundauflage Wundverband noso. oder postop. Wundinfektion	79	0

3 Studienselektion

Die Literaturrecherche in den Datenbanken ergab 354 Treffer. Nach Durchsicht der Abstracts entsprachen 20 Studien den Einschlusskriterien: Operationswunde, pp-Heilung (sanatio per primam intentionen) und postoperative Wundauflage. Studien über chronische Wunden, peri- und postoperative Antibiotikaprophylaxe, Verbrennungswunden und unterschiedliche Naht- und Klammermaterialien wurden ausgeschlossen. Durch die Studienselektion nach der Forschungsfrage (sterile - unsterile Wundversorgung) konnten weitere 14 Studien ausgeschlossen werden. Bei der Recherche außerhalb der Datenbanken wurden fünf Artikel gefunden, die den Einschlusskriterien entsprachen. Zur Beantwortung der Forschungsfrage konnten fünf randomisiert kontrollierte Interventionsstudien, eine Interventionsstudie und ein Systematic Review herangezogen werden (Abb. 1).

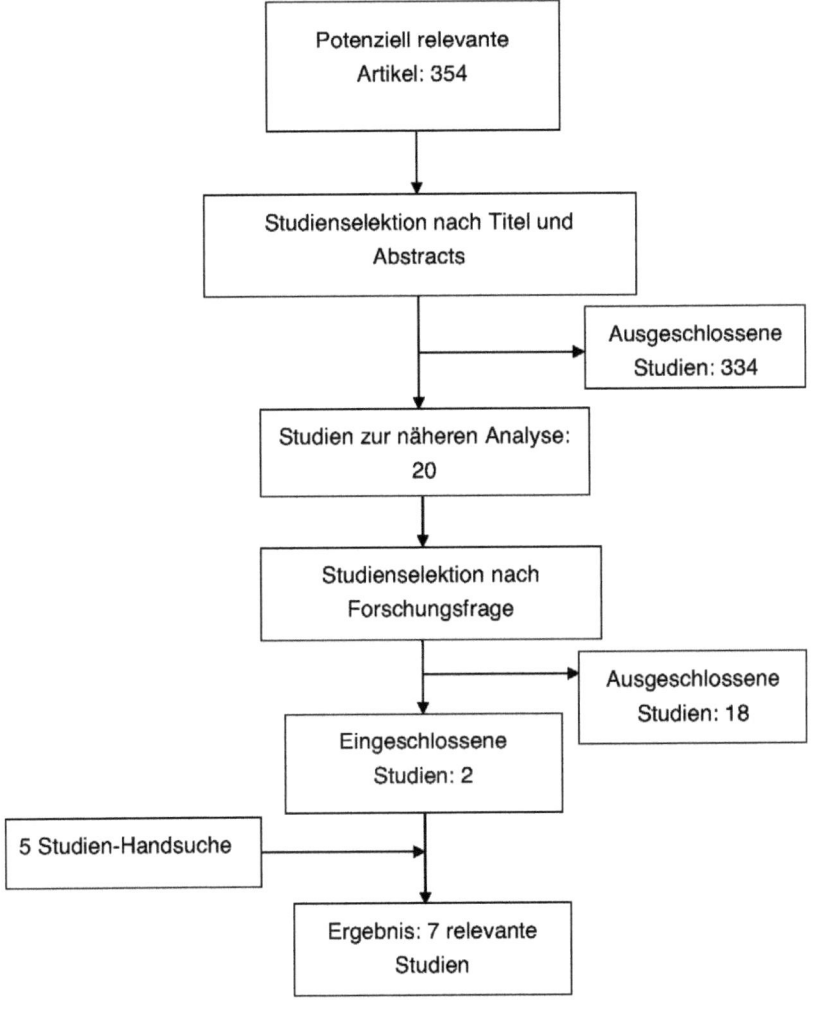

Abb. 1: Ablauf der Studienselektion

4   Ergebnisse

Im folgenden Abschnitt werden die relevanten Studien tabellarisch dargestellt, die Ergebnisse detailliert beschrieben und anschließend zusammengefasst.

4.1   Darstellung der Ergebnisse

Es wurden sechs Interventionsstudien (fünf RCT`s) und ein Systematic Review zur Beantwortung der Forschungsfrage gefunden. Sechs Studien verglichen die Verwendung traditioneller Wundauflagen mit einer offenen Wundbehandlung. Borkar und Khubalkar (2011), Law und Ellis (1987) und Merei (2004) verzichteten in der Studiengruppe unmittelbar postoperativ auf eine Wundauflage. In der Studie von Law und Ellis (1987) wurde eine Polyurethane Wundauflage als dritte Behandlungsvariante beschrieben. Der Autor schließt diese Verbandstechnik aufgrund des Alters der Studie aus. Phan et al. (1993) beließen die Wunde ebenfalls offen, behandeln sie jedoch mit Vaseline. In zwei Studien (Dosseh Ekoue et al., 2008; Meylan, Tschantz, 2000) wurden die Operationswunden für die ersten 48 Stunden aseptisch verbunden und erst anschließend offen gelassen. Das Systematic Review von Dumville et al. (2011) beinhaltet 16 randomisiert kontrollierte Studien. Dumville et al. (2011) verglichen Wunden ohne Auflage mit Wunden mit traditionellen Auflagen, traditionelle mit modernen und moderne miteinander. Die in die Ergebnisse miteinbezogenen Studien werden im Folgenden in Tabellen dargestellt (siehe Tab.3 – Tab.5) und anschließend genauer beschrieben.

Tab.3: Studienbeschreibung (traditionelle Wundversorgung versus keine Wundauflage)

Autoren, Jahr, Land	Studien design	Intervention	Teilnehmer	Wunden	Ergebnisse
Borkar, Khubalkar, 2011, Indien	RCT	Studiengruppe (StG): ohne Wundauflage (n=63) Kontrollgruppe (KG) mit Wundauflage bis zur Nahtentfernung (n=61)	123 Teilnehmer	Operationen im Abdomen (Append-ektomie, Herniotomie usw.)	kein Unterschied in der Infektionsrate: StG: 4.76% KG: 4.92%
Dosseh Ėkouè et al., 2008, Togo	RCT	StG: Wundauflage nur für die ersten 48 Stunden postoperativ (n = 51) KG: mit Wundauflage bis zur Nahtentfernung (n=51)	102 Teilnehmer	Operationen im Abdomen, Thorax und Hals	kein Unterschied in der Infektionsrate: StG und KG: je 2%
Law, Ellis, 1987, England	RCT	StG: ohne Wundauflage (n=53) KG: mit Wundauflage bis zur Nahtentfernung (n=59)	112 Teilnehmer	inguinale Herniotomie oder Ligatur der Vena saphena magna	kein signifikanter Unterschied in der Infektionsrate: StG: 1.88% KG: 5.08%

Tab.4: Studienbeschreibung (traditionelle Wundversorgung versus keine Wundauflage)

Autoren, Jahr, Land	Studien design	Intervention	Teilnehmer	Wunden	Ergebnisse
Merei, 2004, Jordanien	Inter-ventions-studie	StG: ohne Wundauflage (n=235) KG: mit Wundauflage (n=216)	451 Teilnehmer	Operationen im Abdomen, Thorax und Hals	kein signifikanter Unterschied in der Infektionsrate: StG: 1.7% KG: 1.4% $p < 0.05$
Meylan, Tschantz, 2000, Schweiz	RCT	StG: Wundauflage nur für die ersten 48 Stunden postoperativ (n=47) KG: mit Wundauflage bis zur Naht-entfernung (n=46)	93 Teilnehmer	Operationen im Abdomen oder Thorax	kein Unterschied in der Infektionsrate: StG und KG: je 2%
Phan et al., 1993, Belgien	RCT	StG: ohne Wundauflage (n=93) Behandlung mit Vaseline KG: mit Wundauflage (n=86)	179 Teilnehmer	Operationen bei Hals und Kopftumoren	kein signifikanter Unterschied in der Infektionsrate: StG: 31.2% KG: 24.4% $p < 0.05$

Tab.5: Studienbeschreibung (Systematic Review)

Autoren, Jahr, Land	Studien design	Intervention	Teilnehmer	Wunden	Ergebnisse
Dumville et al., 2011, England	Syst. Review (16 RCT)	traditionelle Wund-versorgung versus keine Wundauflage traditionelle und moderne Wundauflagen im Vergleich	2578 Teilnehmer in 16 Studien	9 Studien mit aseptischen Wunden 2 Studien mit aseptisch/ kontaminierten Wunden 5 Studien mit unter-schiedlicher Kontamination	kein signifikanter Unterschied in der Infektionsrate bei Wunden ohne Wundauflage im Vergleich zu Wunden mit unter-schiedlichsten Wundauflagen
	RCT	2 Studien vergleichen Wunden mit und ohne Wundauflagen	319 Teilnehmer	Herniotomie oder Ligatur der Vena saphena magna, Operationen bei Hals und Kopftumoren	kein signifikanter Unterschied in der Infektionsrate bei Wunden ohne Wundauflage im Vergleich zu Wunden mit Wundauflagen
	RCT	14 Studien vergleichen unter-schiedliche Wundauflagen	2259 Teilnehmer	unterschiedliche Kontaminations-grade	kein signifikanter Unterschied in der Infektionsrate bei Wunden mit unter-schiedlichsten Wundauflagen kein Unterschied zwischen traditionellen und modernen Wundauflagen

Borkar und Khubalkar (2011) verglichen in ihrer Studie in Indien die Behandlung postoperativer Wunden mit und ohne Wundauflage. Es wurden 150 Patienten mit geplanten Eingriffen und Notfalloperationen in die Studie aufgenommen. Die Randomisierung erfolgte mittels beschrifteter Zettel („dressing" bzw. „no dressing"). Aseptische oder aseptisch kontaminierte, genähte Wunden (Herniotomie, Appendektomie, Orchidektomie) wurden in die Untersuchung aufgenommen. Ausgeschlossen wurden 27 Patienten mit kolonisierten Wunden (perforierter Appendix, perforierte Peritonitis) oder mit Komorbiditäten wie Diabetes mellitus oder Ikterus. In der Studiengruppe wurden die Wunden nach dem Eingriff mit sterilen Kompressen ohne Pflaster bedeckt. Diese konnten sich anschließend selbst von der Wunde lösen. In der Kontrollgruppe wurden die Wunden mit sterilen zweischichtigen Baumwollgazen bedeckt und mit Pflaster fixiert. Die Wunden wurden nach sechs Stunden, nach 24 Stunden, am dritten und fünften postoperativen Tag und bei der Nahtentfernung vom selben Arzt auf Entzündungszeichen hin beobachtet. Nach Appendektomie und Herniotomie wurden die Nähte am achten postoperativen Tag entfernt, bei den restlichen Eingriffen am zehnten. In der Studie wurden 123 Patienten mit 124 Wunden (Studiengruppe n=63, Kontrollgruppe n=61) untersucht. Das Durchschnittsalter und die Verteilung der Geschlechter zwischen beiden Gruppen waren ebenso homogen wie die Dringlichkeit des Eingriffs und der Operationsort. In beiden Gruppen kam es zu je drei Wundinfektionen (Studiengruppe: 4.76%, n=63 / Kontrollgruppe: 4.92%, n=61). In der Studiengruppe infizierten sich zwei Wunden nach Appendektomie und eine Wunde nach einer Herniotomie, in der Kontrollgruppe eine Wunde nach Appendektomie und zwei Wunden nach Herniotomien. Es gab keinen signifikanten Unterschied in der Infektionsrate zwischen den beiden Gruppen.

Dosseh Ėkouė et al. (2008) verglichen in ihrer Studie in Togo die unterschiedliche Behandlung postoperativer Wunden 48 Stunden nach dem Eingriff. Bis zu dem Zeitpunkt erhielten alle Patienten die gleiche sterile traditionelle Wundauflage. Anschließend wurden die Wunden in der Studiengruppe offen gelassen, in der Kontrollgruppe wurden die Verbände alle 48 Stunden erneuert. Es wurden 105 Patienten mit geplanten Eingriffen und Notfalloperationen randomisiert und in die Studie aufgenommen. Drei Patienten wurden wegen einer Änderung im Behandlungskonzept (zuerst mit, dann ohne Wundauflage) ausgeschlossen.

102 Patienten mit aseptischen und aseptisch kontaminierten Wunden im Abdomen, Thorax und Hals wurden in die Studie eingeschlossen (Studiengruppe/Kontrollgruppe: 51/51). Die häufigsten Eingriffe waren Appendektomien (n=23, 13/10) und Herniotomien (n=61, 28/33). Die Wunden wurden nach 48 Stunden, nach 4, 10, 15 und 30 Tagen begutachtet. Das Durchschnittsalter und die Verteilung der Geschlechter zwischen beiden Gruppen waren ebenso homogen, wie die Dringlichkeit des Eingriffs, die Operationsdauer, der Operationsort und die perioperative Antibiotikaprophylaxe. In beiden Gruppen kam es zu einer Wundinfektion (2%, n=51). Es gab keinen Unterschied in der Infektionsrate zwischen Studien- und Kontrollgruppe. Die Nahtentfernung und die Entlassung aus dem Krankenhaus erfolgten in der Studiengruppe im Schnitt zwei Tage früher als in der Kontrollgruppe.

Law und Ellis (1987) untersuchten in ihrer Studie in England die Behandlung postoperativer Wunden mit und ohne Wundauflage. Es wurden 112 Patienten mit elektiven Eingriffen (inguinale Herniotomie und Ligatur der Vena saphena magna) randomisiert und in die Studie eingeschlossen.

53 Teilnehmer waren in der Gruppe ohne Wundauflage (Studiengruppe) und 59 in der Gruppe mit Wundauflage (Kontrollgruppe). Die Wunden wurden am Ende des Eingriffs genäht. Die Kontrollgruppe erhielt Verbände aus Mullkompressen. Bei sezernierenden Wunden wurden in der Studiengruppe vorübergehend Mullkompressen angelegt, in der Gruppe mit Wundauflage ein Verbandswechsel durchgeführt. Nach fünf Tagen wurden die Wunden nach einer linearen Analogskala auf Infektionen begutachtet. Eine Infektion wurde mit Austritt von Eiter aus der Wunde definiert. In der Studiengruppe kam es zu einer Wundinfektion (1.88%, n=53), in der Kontrollgruppe zu drei Wundinfektionen (5.08%, n=59). Es gab keinen Unterschied im Aussehen der Narben und keinen signifikanten Unterschied in der Infektionsrate zwischen den beiden Gruppen.

Merei (2004) verglich in seiner Studie in Jordanien die Behandlung postoperativer Wunden mit und ohne Wundauflage. Es wurden 451 Patienten mit einem Durchschnittsalter von 24 Monaten nach ihrem Geburtstagsdatum (gerade oder ungerade) der Studiengruppe ohne Wundauflage (n=235) oder der Kontrollgruppe mit Wundauflage (n=216) zugeteilt.

Die elektiven Eingriffe fanden zum überwiegenden Teil (80%) im Bereich der Leiste statt (n=361, 188/173), die restlichen im Abdomen (11%, n=51, 27/24), Kopf und Hals (6.4%, n=29, 16/13) und im Thorax (2.2%, n=10, 4/6). Am Ende der Operationen wurden die Wunden genäht und in der Kontrollgruppe mit sterilen Verbänden abgedeckt. Postoperativ wurde bei allen Patienten bis zur Entlassung täglich die Wunde auf Infektionszeichen kontrolliert. Nach der Entlassung erfolgte die Kontrolle ambulant oder mittels Telefonbefragung bis zum 30. Tag nach der Operation.

Wundinfektionen wurden nach den Richtlinien des Centers for Disease Control and Prevention (CDC) diagnostiziert. In der Studiengruppe kam es zu vier Wundinfektionen (1.7%, n=235), in der Kontrollgruppe zu drei Wundinfektionen (1.4%, n=216). Es gab keinen signifikanten Unterschied in der Infektionsrate zwischen den beiden Gruppen.

Meylan und Tschantz (2000) aus der Schweiz verglichen in ihrer Studie wie auch Dosseh Ėkouė et al. (2008), die unterschiedliche Behandlung postoperativer Wunden 48 Stunden nach dem Eingriff mit und ohne Wundauflagen. Bis zu dem Zeitpunkt erhielten alle Patienten die gleichen sterilen Wundauflagen. Anschließend wurden die Wunden in der Studiengruppe offen gelassen, in der Kontrollgruppe wurden die Verbände alle 48 Stunden erneuert. Es wurden 100 Patienten mit zum größten Teil geplanten Eingriffen im Abdomen und Thorax randomisiert und in die Studie aufgenommen. Sieben Teilnehmer mussten aufgrund von Abweichungen vom Studienprotokoll ausgeschlossen werden. 93 Patienten mit aseptischen und aseptisch kontaminierten Wunden wurden untersucht (n=93, Studiengruppe/Kontrollgruppe: 47/46). Die häufigsten Eingriffe waren Herniotomien (n=25, 13/12), Thorakotomien (n=13, 6/7), Brustoperationen (n=9, 6/3) und Herzschrittmacherimplantationen (n=12, 6/6). Die Wunden wurden nach 48 Stunden, nach 3, 5, 10 und 15 Tagen begutachtet. Das Durchschnittsalter und die Verteilung der Geschlechter zwischen beiden Gruppen waren ebenso homogen, wie die Art des Eingriffs und die perioperative Antibiotikaprophylaxe.

In beiden Gruppen kam es zu je einer Wundinfektion (2%, n=47/46). Die Nahtentfernung erfolgte zwischen Tag 10 und Tag 15 nach dem Eingriff. Es gab keinen signifikanten Unterschied in der Infektionsrate zwischen den beiden Gruppen.

Phan et al. (1993) untersuchten in ihrer Studie in Belgien die Behandlung postoperativer Wunden mit Gazeauflagen im Vergleich zur Behandlung mit Vaseline. Es wurden 207 Patienten mit bösartigen Tumoren (Stadien II, III, IV und Rezidive) im Bereich Kopf und Hals mit elektiven Eingriffen für die Studie randomisiert. Bei den Operationen (mit und ohne Neck-Dissection) kam es jeweils zu Rekonstruktionen mittels Muskellappen. 28 Patienten wurden aus unterschiedlichen Gründen ausgeschlossen (Absage der Operation, Protokollverletzung, vorzeitiger Tod, kein bösartiger Tumor, Wechsel der Antibiotikatherapie). 179 Probanden wurden in die Studie eingeschlossen (Studiengruppe n=93, Kontrollgruppe n=86). In der Studiengruppe wurden die Operationswunden mit Vaseline versorgt. Dabei wurden die Wunden zweimal täglich mit Desinfektionsmittel gereinigt und anschließend mit Vaseline abgedeckt. In der Kontrollgruppe wurde zweimal täglich der Verband gewechselt und die Wunde ebenfalls mit Desinfektionsmittel gereinigt. Vom Alter der Patienten, dem Geschlecht, dem Gewicht, der präoperativen Behandlung und der Pause zur letzten Bestrahlung vor dem Eingriff waren beide Gruppen homogen. In der Studiengruppe kam es zu 29 Wundinfektionen (31.2%, n=93), in der Kontrollgruppe zu 21 (24,4%, n=86). Es gab keinen signifikanten Unterschied in der Infektionsrate zwischen den beiden Gruppen.

Dumville et al. (2011) betrachteten in dem Systematic Review „Dressings for the prevention of surgical site infection" die postoperative Versorgung von primär heilenden Operationswunden. Die Autoren suchten im „Cochrane Wounds Group Specialised Register", im „Cochrane Central Register of Controlled Trials" und in den Datenbanken „Ovid MEDLINE", „Ovid EMBASE" und „EBSCO CINAHL" nach geeigneten Studien.

Es gab keine Einschränkungen bezüglich Sprache oder Datum der Veröffentlichung. Es wurden nur randomisiert kontrollierte Studien eingeschlossen, die unterschiedliche Wundauflagen miteinander verglichen oder die Wundheilung mit und ohne Wundauflage verglichen. 16 RCT´s mit 2.578 Probanden wurden im Review berücksichtigt. Die Studien von Law und Ellis (1987) und Phan et al. (1993) verglichen postoperative Wunden mit und ohne Wundauflage. Der Autor hat diese Studien, welche zur Beantwortung der Forschungsfrage dienen können, schon im Rahmen der Darstellung der Ergebnisse genauer beschrieben.

4.2 Zusammenfassung der Ergebnisse

In den Studien von Borkar und Khubalkar (2011), Law und Ellis (1987), Merei (2004) und Phan et al. (1993) wurden in den Studiengruppen die Wunden unmittelbar postoperativ ohne Wundauflage belassen. In der Studie von Borkar und Khubalkar (2011) wurde nach dem Wundverschluss eine sterile Kompresse auf die Wunde gelegt. Diese wurde jedoch nicht fixiert und konnte sich somit ungehindert von der Wunde lösen. In dieser Studie kam es zu drei Wundinfektionen was einer Häufigkeit von 4.76% (n=63) entspricht. Die anderen Studien verzichteten postoperativ auf jegliche Abdeckung.

Law und Ellis (1987) beschrieben eine Wundinfektion (1.88%, n=53), bei Merei (2004) kam es zu vier Wundinfektionen (1.7%, n=235). Die operativen Eingriffe in diesen drei Studien fanden hauptsächlich im Bereich der Leiste und des Abdomens statt. Patienten mit Komorbiditäten wurden nicht in diese Studien aufgenommen.

In die Studie von Phan et al. (1993) wurden nur Patienten mit malignen Tumoren im Kopf- und Halsbereich aufgenommen. In der Studiengruppe wurden die Wunden mit Vaseline abgedeckt und offen gelassen. Dabei kam es zu 29 Wundinfektionen (31.2%, n=93).

Meylan und Tschantz (2000) und Dosseh Ěkouě et al. (2008) bedeckten in der Studiengruppe die Operationswunden für die ersten 48 Stunden postoperativ. Im Anschluss daran wurden die Wunden offen gelassen. Die häufigsten Eingriffe fanden im Bereich des Abdomen (Herniotomie, Appendektomie) und im Bereich des Thorax statt. Bei Meylan und Tschantz (2000) kam es in der Studiengruppe zu einer Wundinfektion (2%, n=47), bei Dosseh Ěkouě et al. (2008) kam es auch zu einer Wundinfektion (2%, n=51).

In den Kontrollgruppen der Studien von Borkar und Khubalkar (2011), Dosseh Ěkouě et al. (2008), Law und Ellis (1987) und Meylan und Tschantz (2000) wurden die Wunden bis zur Nahtentfernung mit Wundauflagen versorgt. Merei (2004) belässt die Wundauflagen in der Kontrollgruppe für mindestens drei bis fünf Tage. Phan et al. (1993) geben nicht an, wie lange die Wunde mit einer Wundauflage versorgt wurde.

In den Studien von Merei (2004) und Phan et al. (1993) waren die Wundinfektionsraten in der Kontrollgruppe geringer als in der Studiengruppe. In der Studie von Merei (2004) lag die Infektionsrate bei 1.4% (n=216).

Im Vergleich zur Studiengruppe mit 1.7% (n=235) lässt sich kein signifikanter Unterschied feststellen. In der Studie von Phan et al. (1993) lag die Wundinfektionsrate der Kontrollgruppe bei 24.4% (n=86).

Dies bedeutet im Vergleich zur Studiengruppe mit 31.2% (n=93) auch keinen signifikanten Unterschied.

Dosseh Ěkouě et al. (2008) und Meylan und Tschantz (2000) konnten keinen Unterschied in der Wundinfektionsrate zwischen Studien- und Kontrollgruppe feststellen. Die Infektionsrate lag in allen Gruppen bei 2% (n=195).

In den Studien von Borkar und Khubalkar (2011) und Law und Ellis (1987) waren die Wundinfektionsraten in der Kontrollgruppe höher als in der Studiengruppe. Borkar und Khubalkar (2011) konnten in der Kontrollgruppe 4.92% Infektionen (n=61) und in der Studiengruppe 4.76% (n=63) feststellen. Law und Ellis (1987) hatten in der Kontrollgruppe 5.08% (n=59) Infektionen und in der Studiengruppe 1.88% (n=53).

Die Ergebnisse der Studien zeigen unterschiedliche Wundinfektionsraten. In den Studiengruppen zwischen 1.7% (n=235) (Merei, 2004) und 31.2% (n=93) (Phan et al., 1993), in den Kontrollgruppen zwischen 1.4% n=216 (Merei, 2004) und 24.4% (n=86) (Phan et al., 1993).

Ein Vergleich der Studien mit ähnlichem Alters- und Krankheitsprofil der Probanden, sowie den durchgeführten Operationen zeigt keinen signifikanten Unterschied in der Wundinfektionsrate zwischen Studien- und Kontrollgruppe. Merei (2004) untersuchte in seiner Studie Kinder im Alter von 0-24 Monaten (StG: 1.7% n=235, KG: 1.4% n=216). Borkar und Khubalkar (2011), Dosseh Ěkouě et al. (2008), Law und Ellis (1987) und Meylan und Tschantz (2000) untersuchten Patienten ohne Komorbiditäten mit Eingriffen im Hals, Thorax und Abdomen. Die Wundinfektionsraten lagen zwischen 1.88% (n=53) und 5.08% (n=59).

In die Studie von Phan et al. (1993) wurden nur Patienten mit malignen Tumoren im Kopf- und Halsbereich aufgenommen. In der Studiengruppe lag die Infektionsrate bei 24.4% (n=86), in der Kontrollgruppe bei 31.2% (n=93).

Es besteht somit kein Unterschied in der Infektionsrate bei Operationswunden zwischen steriler und unsteriler Wundversorgung.

5 Diskussion

Die routinemäßige Verwendung von Wundauflagen auf primär heilende, genähte oder geklammerte Operationswunden basiert in vielen Fällen auf Tradition und nicht aufgrund wissenschaftlicher Untersuchungen (Borkar, Khubalkar, 2011). Die Studien zur Beantwortung der Forschungsfrage führen alle zu einem ähnlichen Ergebnis. Es konnte in keiner Studie ein signifikanter Unterschied in der Infektionsrate bei primär heilenden Wunden zwischen steriler und unsteriler Wundversorgung festgestellt werden.

Alle Untersuchungen hatten das Ziel, sterile und unsterile Wundversorgung zu vergleichen. Die Studien unterschieden sich in der Dauer der unsterilen Wundbehandlung, dem Alter und den Komorbiditäten der Teilnehmer. In den Studien von Law und Ellis (1987) und Merei (2004) wurde postoperativ gänzlich auf eine Wundauflage verzichtet. Die mit Klammern oder Nähten verschlossenen Wunden sollten ausreichend Schutz vor eindringenden Mikroorganismen bieten. In der Studie von Law und Ellis (1987) war die Wundinfektionsrate in der Studiengruppe mit 1.88% (n=53) geringer als in der Kontrollgruppe mit 5.88% (n=59). In dieser Gruppe wurde der Verband bis zur Naht- bzw. Klammernentfernung belassen. Daraus könnte der Schluss gezogen werden, dass durch regelmäßige Verbandswechsel und der damit verbundenen Manipulation an der Wunde, die Wahrscheinlichkeit einer Kontamination derselben steigt. Somit würde auch die Wundinfektionsrate steigen. Um diese Behauptung zu untermauern, müssten jedoch weitere Forschungen mit größeren Studiengruppen durchgeführt werden.

Im Unterschied zu Law und Ellis (1987) beließ Merei (2004) in seiner Studie an Kleinkindern die Wundauflagen in der Kontrollgruppe mindestens drei bis fünf Tage, jedoch nicht bis zur Naht- bzw. Klammernentfernung. Durch die kürzere Verwendung von Wundauflagen wurden in der Kontrollgruppe von Merei (2004) somit weniger Verbandswechsel gemacht, als in der Kontrollgruppe bei Law und Ellis (1987).

Merei (2004) konnte in seiner Studie mit 451 Teilnehmern keinen signifikanten Unterschied in der Infektionsrate zwischen Studiengruppe 1.7% (n=235) und Kontrollgruppe 1.4% (n=216) feststellen. Nach Merei (2004) besteht nach 6 bis 24 Stunden nach Verschluss der Wunde ein ausreichender Schutz der Wunde gegen Feuchtigkeit und bakterielle Kontamination.

Borkar und Khubalkar (2011) verzichteten in der Studiengruppe auch auf Wundauflagen, bedecken jedoch unmittelbar postoperativ die Wunden mit sterilen Kompressen. Diese wurden nicht fixiert und konnten sich von selbst von den Wunden lösen. Diese Intervention erscheint dem Autor doch etwas fragwürdig, da nicht nachvollzogen werden kann, wann genau sich die Kompressen von den Wunden gelöst hatten. Jedoch genau dieser Zeitpunkt in der ersten Phase der Wundheilung kann nach Meinung des Autors für den weiteren Heilungsverlauf entscheidend sein. Das Ergebnis der Studiengruppe mit 4.76% (n=63) Wundinfektionen entsprach ziemlich genau dem Ergebnis der Kontrollgruppe 4.92% (n=61). Die Infektionsrate ist im Vergleich zu den Studien von Dosseh Ėkouė et al. (2008), Merei (2004) und Meylan und Tschantz (2000) jedoch mehr als doppelt so hoch.

In den Studien von Dosseh Ěkouě et al. (2008) und Meylan und Tschantz (2000) wurden die Wundauflagen in der Studiengruppe erst 48 Stunden nach der Operation entfernt und die Wunden anschließend offen gelassen. Nach Meinung der Studienautoren ist die Wundheilung spätestens nach 48 Stunden so weit abgeschlossen, dass keine Keime mehr in die Wunde eindringen können. Dies entspricht auch der Empfehlung der Kommission für Krankenhaushygiene und Infektionsprävention (2007) aus Deutschland. Die beiden Studien sind von der Anzahl der Teilnehmer und Art der durchgeführten Eingriffe sehr ähnlich. Dosseh Ěkouě et al. (2008) führten ihre Studie in Togo in Afrika durch, um zu untersuchen, ob sich die klimatischen Unterschiede auf die Wundinfektionsrate auswirken würden. Die Ergebnisse in den Studien- und Kontrollgruppen sind mit 2% (n=195) ident. Das Klima hat somit keinen Einfluss auf die Wundheilung.

In der Studie von Phan et al. (1993) wurden nur Patienten mit malignen Tumoren im Kopf und Hals untersucht. Es wurden nur Patienten mit fortgeschrittenen Tumoren (Stadium II-IV) oder Rezidiven in die Untersuchung aufgenommen.

Ein Großteil der Patienten hatte schon eine Chemotherapie (n=97) oder eine Strahlentherapie (n=85) im Vorfeld des Eingriffs. Der damit verbundene schlechte Allgemeinzustand, in Verbindung mit der Grunderkrankung erklärt die hohe Infektionsrate im Vergleich zu den übrigen Studien. Die Wundinfektionsrate lag in der Studiengruppe bei 31.2% (n=93) und in der Kontrollgruppe bei 24.4% (n=86). Auch diese Studie zeigt keinen signifikanten Unterschied in der Infektionsrate zwischen steriler und unsteriler Wundversorgung.

Laut Nationalem Referenzzentrum für Surveillance von nosokomialen Infektionen (2006) liegt die Wundinfektionsrate in Deutschland nach chirurgischen Eingriffen bei 1.9% (n=315.767). Die Studien von Dosseh Ėkouė et al. (2008), Law und Ellis (1987), Merei (2004) und Meylan und Tschantz (2000) bestätigen diesen Wert.

Die zur Beantwortung der Forschungsfrage relevanten Studien verglichen jeweils traditionelle Wundversorgung mit unsteriler Wundversorgung. Der Autor möchte in der Folge einige Studien (siehe Tab.6.1 + Tab.6.2) darstellen, welche traditionelle mit modernen Wundauflagen und unterschiedliche moderne Wundauflagen miteinander verglichen. Es soll die Frage beantwortet werden, ob es Wundauflagen gibt, die den anderen in der Behandlung von primär verschlossenen Operationswunden bezüglich der Wundinfektionsrate überlegen sind.

Tab.6.1: Studienbeschreibung (traditionelle und/oder moderne Wundauflagen im Vergleich)

Autoren, Jahr, Land	Studien-design	Intervention	Teilnehmer	Wunden	Ergebnisse
Marinovic et al., 2011, Kroatien	Inter-ventions-studie	Gruppe 1: Aquacel Ag – Hydrofiber (n= 45) Gruppe 2: Mull-kompresse (n=55)	50 Teilnehmer Sinus Pilonidalis 50 Teilnehmer Hüftendo-prothese	Excision und Verschluss eines Sinus Pilonidalis und Hüftendo-prothese	Unterschied in der Infektionsrate Gruppe 1: 4% Sinus Pilonidalis 0% Hüftendo-prothese Gruppe 2: 16% Sinus Pilonidalis 13% Hüftendo-prothese

36

Tab.6.2: Studienbeschreibung (traditionelle und/oder moderne Wundauflagen im Vergleich)

Autoren, Jahr, Land	Studien-design	Intervention	Teilnehmer	Wunden	Ergebnisse
Raven-scroft et al., 2006, England	RCT	Gruppe 1: Aquacel + Tegaderm (n= 85) Gruppe 2: Cutiplast (n= 98)	183 Teilnehmer	Hüft und Knie-operationen	Odds ratio: 5.8 Gruppe 1: Gruppe 2 eine Wund-komplikation zu entwickeln (Infektion, Blasenbildung)
Segers et al., 2007, Holland	RCT	Gruppe 1: Wasser + Luft undurch-lässige Folie (n=615) Gruppe 2: Wasser + Luft durchlässiger Verband (n=570)	1185 Teilnehmer	Mediane Sternotomie	kein signifikanter Unterschied in der Infektionsrate: Gruppe 1: 2.6% Gruppe 2: 3.3%
Teshima et al., 2008, Japan	RCT	Gruppe 1: Hydrokolloid Verband (n= 117) Gruppe 2: Polyurethan-schaum Verband + Tegaderm (n= 136)	253 Teilnehmer	Mediane Sternotomie	Unterschied in der Infektionsrate: Gruppe 1: 3.4% Gruppe 2: 10.3%

Marinovic et al. (2011) verglichen in ihrer Studie eine Aquacel Ag–Hydrofiber Wundauflage mit einer Mullkompresse bei Excision und Verschluss eines Sinus Pilonidalis und beim Einbau von Hüftendoprothesen. In der Patientengruppe nach Excision und Verschluss eines Sinus Pilonidalis kam es in der Aquacel Ag-Hydrofiber Gruppe zu einer Wundinfektion (4%, n=25), in der Gruppe, die mit Mullbinden versorgt wurde zu vier Wundinfektionen (16%, n=25). Bei den Patienten nach Einbau einer Hüftendoprothese kam es in der Aquacel Ag-Hydrofiber Gruppe zu keiner Wundinfektion (0%, n=25), in der Gruppe, die mit Mullbinden versorgt wurde zu drei Infektionen (13%, n=25). Das Ergebnis zeigt Vorteile der Aquacel Ag–Hydrofiber Wundauflage im Vergleich zur Mullbinde. Die Studie ist aufgrund der geringen Teilnehmerzahl jedoch nur bedingt aussagekräftig. Um das Ergebnis zu bestätigen, müssten weitere, größere Studien durchgeführt werden.

Ravenscroft et al. (2006) verglichen Aquacel und Tegaderm Wundauflagen mit Cutiplast Wundschnellverbänden bei Hüft- und Knieoperationen. In dieser Studie lag die odds ratio eine Wundkomplikation (Infektion, Blasenbildung) zu entwickeln bei 5.8 (Cutiplast : Aquacel + Tegaderm). Die moderne Wundauflage hat somit Vorteile im Vergleich zur traditionellen.

Segers et al. (2007) verglichen zwei unterschiedliche Folienverbände nach medianer Sternotomie. Das Ergebnis zeigt keinen signifikanten Unterschied zwischen den beiden Folienverbänden (Wasser und Luft undurchlässige Folie, 2.6% Wundinfektionen, n=615; Wasser und Luft durchlässige Folie, 3.3% Wundinfektionen, n=570).

Teshima et al. (2008) verglichen einen Hydrokolloidverband mit einem Polyurethanschaumverband mit Tegaderm nach medianer Sternotomie. In der Hydrokolloidgruppe gab es 3.4% Wundinfektionen (n=117), in der Polyurethangruppe 10.3% Wundinfektionen (n=136).

In dem Sytematic Review von Dumville et al. (2011) wurden in 14 randomisiert kontrollierten Studien unterschiedliche Wundauflagen miteinander verglichen. Es wurden traditionelle mit modernen Wundauflagen und unterschiedliche moderne Wundauflagen miteinander verglichen. Das Ergebnis zeigt keine Vorteile einer Wundauflage im Vergleich zu einer anderen Wundauflage. In keiner Studie gab es signifikante Unterschiede in der Wundinfektionsrate. Die Autoren können keine Wundauflage für die Behandlung primär heilender Operationswunden empfehlen.

Durch den Verzicht von Wundauflagen unmittelbar postoperativ (Borkar, Khubalkar, 2011; Law, Ellis, 1987) oder 48 Stunden postoperativ (Meylan, Tschantz, 2000; Dosseh Ěkouě et al., 2008) können hohe Kosten beim Verbandsmaterial eingespart werden. Diese liegen für einen traditionellen Verband bei Meylan und Tschantz (2000) bei 10-18 Euro, bei Dosseh Ěkouě et al. (2008) bei 7-10 Euro. Der Zeitaufwand für einen Verbandswechsel und die damit verbundenen Personalkosten sind in diesen Beträgen noch nicht berücksichtigt.

Bei ca. 6.4 Mio. operativen Eingriffen pro Jahr in Deutschland (Engelke, Oldhafer, 2010), ca. 1.16 Mio. in Österreich (Statistik Austria, 2012) und ca. 1.06 Mio. in der Schweiz (Statistik Schweiz-Statistisches Lexikon, 2011) könnten viele Millionen Euro an Verbandsmaterial eingespart werden.

Ein weiterer Vorteil der offenen Wundbehandlung liegt in der schnelleren und einfacheren Beurteilung des Heilungserfolges. Wundauflagen müssen nicht erst entfernt werden, die Wunden können jederzeit begutachtet werden. Auftretende Wundinfektionen können früher erkannt und behandelt werden, der Krankenhausaufenthalt bei Wundkomplikationen kann verkürzt werden und somit kann viel Geld eingespart werden (Borkar, Khubalkar, 2011; Dosseh Ềkouề et al., 2008; Law, Ellis, 1987; Merei, 2004; Meylan, Tschantz ,2000).

Verbandswechsel sind für Patienten oft mit Schmerzen, Ängsten und Stress verbunden. Besonders Kinder leiden sehr unter den Manipulationen im Wundgebiet (Borkar, Khubalkar, 2011; Merei, 2004).

Für manche Patienten sind die Schmerzen, die während eines Verbandswechsels auftreten schlimmer, als der postoperative Wundschmerz. (Borkar, Khubalkar, 2011). Durch Verbandsmaterialien und Pflaster kann es zu Hautreaktionen wie Blasenbildung, Folliculitis, Reizung und Juckreiz kommen (Borkar, Khubalkar, 2011; Dosseh Ềkouề et al., 2008; Merei ,2004; Meylan, Tschantz ,2000). Der Verzicht auf Wundauflagen bringt somit weitere Vorteile für den Patienten.

Nach Borkar und Khubalkar (2011) und Dosseh Ềkouề et al. (2008) war der Anblick der Klammern oder Nähte für keinen Patienten (n=114) mit Ekel oder Unbehagen verbunden. In der Studie von Meylan und Tschantz (2000) war für drei Probanden (n=47) der Anblick der Wunde unangenehm. Einer dieser drei empfand zusätzlich die Reibung der Fäden an der Kleidung als unangenehm.

Die Ergebnisse zeigen, dass der überwiegende Teil der Patienten eine offene Wundbehandlung akzeptiert.

Der Autor konnte in seiner 14-jährigen Tätigkeit auf einer Abteilung für Visceral-, Thorax- und Transplantationschirurgie mit Schwerpunkt Brustchirurgie jedoch die Erfahrung machen, dass vor allem Patientinnen nach modifizierter radikaler Mastektomie in der ersten postoperativen Phase große Probleme hatten, beim Verbandswechsel auf das Wundgebiet zu schauen.

Die Betroffenen müssen in der ersten Zeit nach der Operation mit der massiven anatomischen Veränderung an ihrem Körper zurechtkommen und würden wahrscheinlich zum überwiegenden Teil keine offene Wundbehandlung akzeptieren.

Befanden sich die primär heilenden Wunden in unmittelbarer Nähe zu sekundär heilenden Wunden oder zu Drainageaustrittsstellen wurde die Verwendung einer Wundauflage empfohlen (Borkar, Khubalkar, 2011; Dosseh Ěkouě et al., 2008; Merei ,2004; Meylan, Tschantz, 2000).

Nähte oder Klammern in Hautfalten oder an Stellen mit erhöhter Reibung durch Kleidung sollten ebenso mit einer Wundauflage bedeckt werden (Dosseh Ěkouě et al., 2008).

Zum jetzigen Zeitpunkt gibt es keine wissenschaftlichen Untersuchungen, die belegen, dass die Verwendung von traditionellen oder modernen Wundauflagen die Wundinfektionsrate bei primär heilenden Wunden senkt (Borkar, Khubalkar, 2011; Dosseh Ěkouě et al., 2008; Dumville et al., 2011; Law, Ellis, 1987; Merei, 2004; Meylan, Tschantz, 2000; Phan et al., 1993)

Durch den Verzicht von Wundauflagen können Materialkosten gespart werden (Borkar, Khubalkar, 2011; Dosseh Ěkouě et al., 2008; Dumville et al., 2011; Law, Ellis, 1987; Merei ,2004; Meylan, Tschantz, 2000).

Der Zeitaufwand für Verbandswechsel fällt weg und die Wunden können jederzeit im Heilungsverlauf begutachtet werden (Borkar, Khubalkar, 2011; Dosseh Ékoué et al., 2008; Law, Ellis, 1987; Merei, 2004; Meylan, Tschantz, 2000). Wundinfektionen werden früher erkannt und behandelt. Die Aufenthaltsdauer im Krankenhaus kann bei Wundinfektionen gesenkt werden und somit können Kosten für das Gesundheitssystem eingespart werden (Merei, 2004).

Besonders in wirtschaftlich schwierigen Zeiten sollte jede Möglichkeit der Kostenersparnis genutzt werden. Durch die offene Wundbehandlung bei primär heilenden, trockenen Operationswunden kann bei einem sehr großen Teil der Patienten auf traditionelle und moderne Wundauflagen verzichtet werden. Die aufgewendete Zeit für Verbandswechsel und die mögliche Früherkennung von Komplikationen bieten zusätzliches Einsparungspotential.

6   Literaturverzeichnis

Borkar N. B.; Khubalkar M. V. (2011): Are postoperative dressings necessary? In: Journal of wound care, 20(6), 301-303

Broex E.C.J.; van Asselt A. D. I.; Bruggeman C. A.; van Tiel F.H. (2009): Surgical site infections: how high are the costs? In: Journal of Hospital Infection, 72, 193-201

Dosseh Ėkouė D.; Doleaglenou A.; Fortey Y.K.; Ayite A.E. (2008): Pansement versus absence de pansement au déla de 48 heures en milieu tropical. In: Journal de chirurgie, 145(2), 143-146

Dumville J.C.; Walter C.J.; Sharp C.A.; Page T. (2011): Dressings for the prevention of surgical site infection. In: Cochrane Database of Systematic Reviews, 7, Art. No.: CD003091. DOI: 10.1002/14651858.CD003091.pub2.

Engelke K.; Oldhafer K.J. (2010): Prävention postoperativer Wundinfektionen. In: Chirurg, 81, 577-586

Gastmeier P.; Brandt C.; Sohr D.; Rüden H. (2006): Postoperative Wundinfektionen – Der Chirurg als Täter oder Opfer? In: Chirurg, 77, 506-511

Kommission für Krankenhaushygiene und Infektionsprävention (2007): Prävention postoperativer Infektionen im Operationsgebiet. In: Bundesgesundheitsblatt, 3, 377-393

Law N.H.; Ellis H. (1987): Exposure of the wound – a safe economy in the NHS. In: Postgraduate Medical Journal, 63, 27-28

Mangram A.J.; Horan T.C.; Pearson M.L.; Silver L.C.; Jaevis W.R. (1999): Guideline for the Prevention of Surgical Site Infection. In: Infection Control and Hospital Epidemiologie, 20, 247-280

Marinovic M.; Cicvaric T.; Grzalja N.; Bacic G.; Radovic E. (2011): Application of Wound Dressing Molndal Technique in Clean and Potentially Contamined Postoperative Wounds – Initial Comparative Study. In: Collegium Antropologicum, 35, 2, 103-106

Merei J.M. (2004): Pediatric clean surgical wounds: is dressing necessary? In: Journal of Pedriatic Surgery, 39(12), 1871-1873

Meylan G.; Tschantz P. (2001): Pansement ou absence de pansement sur les plaies opératoires. Étude prospective comparative. In: Annales de chirurgie, 126(5), 459-462

Nationales Referenzzentrum für Surveillance von nosokomialen Infektionen (2006): Modul OP-KISS (Surveillance System postoperative Wundinfektionen). http://www.nrz-hygiene.de/surveillance/kiss/op-kiss/ (16.01.2012)

Paetz B.; Benzinger-König B. (1994): Chirurgie für Pflegeberufe. 18. Völlig neubearbeitete Auflage. Stuttgart, New York, Thieme

Phan M.; Van der Auwera P.; Andry G.; Aounm M.; Chantrain G.; Deramaecker R.; Dor P.; Daneau D.; Ewalenko P.; Meunier F. (1993): Wound dressing in major head and neck cancer surgery: a prospective randomized study of gauze dressing vs sterile vaseline ointment. In: European Journal of Surgical Oncology, 19(1), 10-16

Protz K. (2009): Moderne Wundversorgung. 5.Auflage. München, Urban & Fischer Verlag

Ravenscroft M. J.; Harker J.; Buch K.A. (2006): A prospective, randomised, controlled trial comparing wound dressings used in hip and knee surgery: Aquacel and Tegaderm versus Cutiplast. In: The Royal College of Surgeons of England, 88, 18-22

Segers P.; De Jong A. P.; Spanjaard L.; Ubbink D.T.; De Mol B. A. J. M. (2007): Randomized clinical trial comparing two options for postoperative incisional care to prevent poststernotomie surgical site infections. In: Wound Repair and Regeneration, 15, 2, 192-196

Statistik Austria (2008): Spitalsentlassungen 2008: immer häufiger und kürzer, immer mehr diagnostische und therapeutische Leistungen. http://www.statistik.at/web_de/dynamic/statistiken/gesundheit/043410 (16.01.2012)

Statistik Schweiz-Statistisches Lexikon (2011): Medizinische Statistik der Krankenhäuser 2011 – Standardtabellen. Definitive Resultate. http://www.bfs.admin.ch/bfs/portal/de/index/themen/14/22/lexi.topic.1.ht ml (16.01.2012)

Teshima H.; Kawano H.; Kashikie H.; Nakamura K.; Imada T.; Oda T.; Aoyagi S. (2009): A New Hydrocolloid Dressing Prevents Surgical Site Infection of Median Sternotomy Wounds. In: Surgery Today, 39, 848-854

Tietz A.; Francioli P. (1996): Postoperative Wundinfektionen: eine Übersicht. http://www.swissnoso.ch/de/bulletin/articles/article/postoperative-wundinfektionen-eine-ubersicht (16.01.2012)

Whitehouse J. D.; Friedman N. D.; Kirkland K. B.; Richardson W.J.; Sexton D.J. (2002): The impact of surgical–site infections following orthopedic surgery at a community hospital and a university hospital: adverse quality of life, excess length of stay, and extra cost. In: Infection Control and Hospital Epidemiology, 23, 183-189

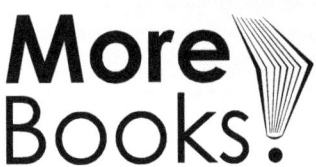
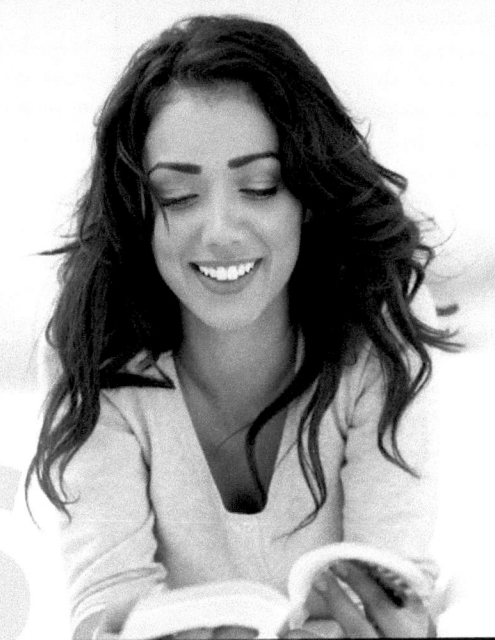
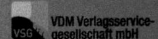

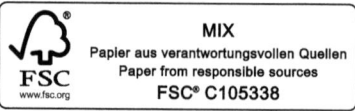

Printed by Books on Demand GmbH, Norderstedt / Germany